AF315221

TRAITEMENT

DE

LA TUBERCULOSE

PAR

LE RÉGIME DES SANATORIA

Par le docteur Raoul BRUNON,

Ancien Interne des Hôpitaux de Paris,
Médecin des Hôpitaux de Rouen, Professeur à l'École de Médecine,
Membre correspondant de la Société médicale des Hôpitaux de Paris.

ROUEN

ÉMILE DESHAYS et Cⁱᵉ

58, Rue des Carmes, 58.

—

1893

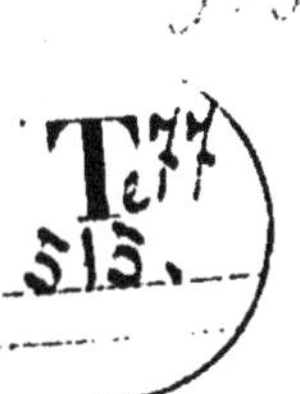

Étude de physiologie expérimentale sur la ligature du cordon. — En
collaboration avec M. P. Helot, chirurgien de la Maternité de Rouen. (*Union médicale
de la Seine-Inférieure.* Rouen, et *Annales de Gynécologie*, 1878.)

**Généralisation du cancer dans le système osseux survenant à la suite
d'un cancer du sein opéré avec récidive un an après.** (*Bull. Soc. anat.*,
1880).

**Encéphaloïde du cœur. — Encéphaloïde du creux poplité. — Généra-
lisation dans les viscères** (*Idem*, 1883.)

Pincement latéral de l'intestin. (*Idem*, 1883.)

**Note sur un cas d'inflammation des gaines des tendons des fléchisseurs
de la main. — Guérison par la compression.** (*Gaz. des Hôpitaux*, 1883.)

**Asphyxie et syncope locales des quatre extrémités, accidents céré-
braux bulbaires et cardiaques. — Électrisation, amélioration, —
Atrophie musculaire progressive, accès épileptiformes. —** (*Leçons du
professeur Vulpian, Gaz. des Hôpitaux*, 1884.)

Note sur deux cas d'artérite. (*Archiv. gén. de médecine*, 1884.)

**Un cas de carcinie généralisée : glandes mammaires, ganglions de
l'aisselle et sus-claviculaires, parois abdominales et épanchement
pleural. — Cachexie très avancée. — Guérison apparente** (*Gaz. des
Hôpitaux*, 1885.)

Contribution à l'étude de la myosite infectieuse primitive. (Paris,
Steinheil, 1887.)

**Note sur l'eczéma de la face. — Eczéma chez les individus nerveux
surmenés.** (*Normandie méd.*, 1888.)

Deux cas de rage à l'Hôtel-Dieu de Rouen (*Idem*, 1888.)

Un nouveau cas de myosite infectieuse primitive. (*Normandie méd.* 1889).

Antisepsie de la femme enceinte, de l'accouchée et du nouveau-né.
(Rouen, Emile Deshays et Cⁱ, 1890).

Rapport sur l'épidémie de grippe dans la Seine-Inférieure. (Médaille
d'argent de l'Académie de Médecine). (Emile Deshays et Cⁱ, Rouen, 1890).

Procédé rapide pour l'examen du suc gastrique (*Normandie méd.* 1891.)

Remarques sur l'assistance publique à Rouen en 1890. (Emile Deshays
et Cⁱ, Rouen).

Nouvelles remarques sur l'assistance publique à Rouen en 1891.
(Emile Deshays et Cⁱ, Rouen).

**Enquête sur le cancer en Normandie avec la collaboration de trente-
cinq médecins exerçant dans la région** (Emile Deshays et Cⁱ, Rouen).

TRAITEMENT

DE LA TUBERCULOSE

par le régime des Sanatoria

TRAITEMENT

DE

LA TUBERCULOSE

PAR

LE RÉGIME DES SANATORIA [1]

Par le Docteur Raoul BRUNON.

Les trois faits que je vais rapporter montreront, je crois, l'efficacité incontestable de la vie au grand air et du régime des Sanatoria dans le traitement de certains cas de tuberculose pulmonaire. A prs avoir résumé les trois observations, nous chercherons à en tirer quelques conclusions générales en les superposant.

OBSERVATION I (*résumée.*)

TUBERCULOSE AIGUE. — AMÉLIORATION RAPIDE DES SYMPTOMES GÉNÉRAUX. — MODIFICATION LENTE DES SYMPTOMES LOCAUX.

Dans le premier cas, il s'agit d'un jeune homme de 20 ans. Au mois de juin 1892, il présenta un ensemble d'accidents fébriles qui firent hésiter, pendant une douzaine de jours, entre la fièvre typhoïde et la tuberculose aiguë. Pendant ce temps, les aliments solides furent supprimés comme il convenait. A la fin de la seconde semaine, les accidents pulmonaires furent plus nets et il survint de la dyspnée et de la cyanose de la face.

Ces signes apparus brusquement, me poussèrent à changer immédiatement la médication, et le 16° jour de la maladie j'instituai le traitement suivant :

1° Régime alimentaire : 7 h. matin, café au lait ; — 9 h., une

---

(1) Mémoire lu au Congrès de la tuberculose de Paris 1893.

tasse de jus de viande, du lait, et un verre de vin ; — 11 h., viande pulpée, café, chartreuse ; — 2 h., 7 h. et 9 h., même régime moins le café.

2° Installation en plein air, tout le jour, dans le jardin (très vaste et dominant la vallée de la Seine).

3° Repos absolu sur une chaise longue, à l'ombre, les pieds chaussés de laine.

4° Lotion générale alcoolique, chaque jour.

5° Vésicatoires répétés sur les fosses sus-épineuses.

En trois jours, une amélioration très nette se fait sentir : Le malade exprime une sensation de bien-être. La dyspnée et la cyanose, qui avaient donné de grandes craintes, ont diminué, la cyanose a même disparu.

Depuis le début de la maladie, c'est-à-dire en 15 jours, le malade a perdu 12 k. 500 gr.

Pendant les mois de juillet et août : le malade pesé toutes les semaines augmente chaque semaine de 800 gr., — 1 k.500, — 1 k. L'appétit se maintient, mais la fièvre persiste ; la température reste autour de 38,5 le soir. Des signes de ramollissement apparaissent, il y a des crachats muco-purulents et des bacilles dans les crachats.

Au commencement de septembre et sous l'influence de l'antipyrine prise à la dose de 1, 2 et 3 grammes par jour, la température tombe en trois jours à 37,5. C'est la première fois depuis trois mois.

A la fin de septembre, la discipline s'est relâchée. Le temps est moins beau. L'appétit a diminué, il y a une diminution de poids de 500 gr.

A ce moment, voici le bilan du malade : gain de 6 kilogs, — disparition de la fièvre, — facies redevenu normal, — promenades possibles dans le jardin, — même alimentation qu'en état de santé avec adjonction de lait, de café, de chartreuse. La maigreur est encore extrême. Une petite caverne est en formation au sommet droit.

Le malade est envoyé à Davos.

Le 10 octobre, il y arrive. Après une assez courte période d'acclimatement (palpitations, dyspnée angoissante, poids stationnaire), le poids augmente de nouveau de 400 gr. par semaine environ jusqu'à la fin de décembre.

Les fatigues qu'entraînent les fêtes de Noel font perdre 500 gr.

En janvier, février et mars, nouvelle augmentation de poids continue.

Le malade rentre à Rouen le 5 mai 1893, ayant gagné 6 kilogs à Davos.

Poids en état de santé = ...	60 k.	
Poids après 15 jours de maladie = ...	47	500
Poids au départ de Rouen pour Davos =	54	
Poids au départ de Davos = ...	59	650, soit 60 k.

Voici de nouveau son bilan : la toux a beaucoup diminué de fréquence. Il n'y a plus que 5 ou 6 expectorations, surtout le matin. Les crachats contiennent moins de fibres élastiques, ils contiennent encore des bacilles.

L'aspect du malade est excellent, il est ce qu'il était avant le début de la maladie. Tout l'individu s'est développé.

Au sommet droit, il persiste les signes d'une petite caverne.

Donc : amélioration continue et rapide de l'état général ; modification lente de l'état local.

Obs. II (résumée.)

Tuberculose laryngée. — Amélioration rapide et continue de l'état général. — État stationnaire des lésions laryngées.

Dans le second cas, il s'agit d'un jeune homme de 18 ans. En février 1890, arthrite du genou ; en 1891, pleurésie droite ; en mai 1892, hémoptysie et début franc des accidents pulmonaires et laryngés. Apyrexie mais amaigrissement rapide. En six semaines, le malade perd 5 k. 500.

Le 1ᵉʳ juillet, il est mis au même régime que le précédent, vie au grand air et à la campagne, — repos absolu, — alimentation intensive. Immédiatement, c'est-à-dire dès la première semaine, amélioration notable : retour des forces et de la gaieté, augmentation de poids de 500 gr.

Pendant les mois de juillet, août, septembre et octobre passés à la campagne, l'augmentation de poids est continue de 51 k. 500 à 57 k. Dans certaines quinzaines cette augmentation a été de 1 kilog. La semaine où le malade descendait à Rouen le poids restait stationnaire ou baissait de 500 gr. : ce phénomène s'est reproduit quatre fois en trois mois.

L'état local ne s'améliore pas parallèlement à l'état général, la dyspnée persiste au moindre effort et la voix est toujours voilée.

En octobre, le mauvais temps fait abandonner la campagne, M. B... rentre chez lui en ville. Depuis un mois il s'est départi de ses résolutions de discipline, il s'est promené, il a travaillé un peu à la menuiserie. Il perd 2 kilogs, l'appétit a diminué.

Le 29 octobre, départ pour Davos. À ce moment, les signes physiques sont les suivants : En avant, pas de matité ; expiration prolongée des deux côtés. En arrière, à droite, matité à la partie interne de la fosse sus-épineuse. Expiration prolongée des deux côtés. Inspiration rude à droite. Bronchophonie légère à droite. Pas de râles après la toux. Quelques crachats muqueux. Même dyspnée, même dysphonie.

Davos. — En 10 jours perte de 1 kilog. (période d'acclimatement), mais retour de l'appétit.

Le 3 décembre, le malade a augmenté de 100 gr. seulement.

Du 16 décembre au 5 mai, il y a une augmentation constante de 54 k. à 58 k., sauf une diminution de 300 grammes la semaine de Noel, pendant laquelle des fêtes multiples amenèrent de la fatigue.

L'appétit se maintient excellent, l'oppression diminue. Le 10 février il y a permission de faire une petite excursion dans la montagne ; la toux est insignifiante, pas de crachats. Les signes laryngés persistent.

Le traitement est suivi avec rigueur. Le vasistas de la fenêtre n'est jamais fermé ; la fenêtre elle-même est restée entr'ouverte toutes les nuits, même par une température de 26 degrés au-dessous de zéro. Une nuit le froid fut tel que le nez fut un peu gelé et resta douloureux deux jours : le malade fit fermer sa fenêtre, quelques jours plus tard il fut forcé de la faire ouvrir dès 5 heures du matin et depuis ne la ferma plus.

En résumé : au départ de Rouen (campagne) (29 octobre), M. B... avait déjà récupéré son poids habituel; au départ de Davos (5 mai), il avait gagné près de 4 kilogs au-delà de son poids habituel.

Autrement dit : Au début de la maladie, au commencement du traitement, à Rouen, le malade perd 5 k. 500 en 6 semaines. Il les reprend en trois mois de traitement à la campagne. Il gagne en plus 2 kilogs 650 à Davos.

Poids en état de santé = ...	56 k.
Poids après 6 semaines de maladie = ..	51
Poids après 3 mois de traitement à la campagne = ...	57
Poids au retour de Davos = ...	58

Le bénéfice du traitement en plein air est donc évident et considérable. Tous les signes s'amendent. L'aspect général est excellent. Seule la lésion laryngée persiste et même s'accentue.

Obs. III résumée.

TUBERCULOSE CHEZ UNE ARTHRITIQUE. — ACCIDENTS GRAVES DE DYSPEPSIE. — AMÉLIORATION RAPIDE DE L'ÉTAT GÉNÉRAL. — GUÉRISON APPARENTE.

Mme X..., 40 ans, a des accidents de dyspepsie depuis 1884. Sujette aux rhumes répétés pendant chaque hiver, elle a une première hémoptysie en 1890. Depuis cette époque, elle se couvre de multiples vêtements de laine, ferme hermétiquement ses fenêtres, évite de sortir pendant l'hiver. Des paravents, des rideaux, des tapis, lui font une deuxième chambre dans sa chambre.

Je la vois pour la première fois en juin 1891 : dégoût pour tout aliment, amaigrissement, sueurs nocturnes, toux quinteuse, expectoration muco-purulente.

Le lobe supérieur droit est induré, on perçoit de plus des craquements humides après la toux. Les crachats contiennent des bacilles.

Je tente le traitement par la créosote en pilules. J'exige le lessivage de la chambre et la suppression des rideaux, tapis, etc.

Je ne peux obtenir l'ouverture des fenêtres. La créosote n'est pas supportée. Vomissements avec hémoptysie. Perte de poids de 3 kilogs en un mois.

Le 18 juillet, installation à la campagne et même régime que les précédents appliqué avec sévérité : en dix jours augmentation de poids de 2 kilogs.

Le 10 août, les sueurs ont beaucoup diminué, de même pour la toux et les crachats, l'appétit est « meilleur qu'il n'a jamais été, » et le 30 Mme X... est capable de faire un voyage; elle part pour Brochard-Valdieu où elle va continuer le même régime : grand air, repos, suralimentation. Eau de la source Estienne.

Fin septembre : voyage à Paris, surmenage. Retour de la fièvre et diminution de poids de 1 kilog. L'appétit reste médiocre.

En novembre, de concert avec M. Letulle, nous décidons d'envoyer la malade au Vernet.

Dès les premiers jours, l'appétit augmente; le 27 novembre elle récupère le kilog perdu en septembre, puis le poids reste stationnaire jusqu'à la fin du séjour.

Les grandes modifications portent particulièrement sur les sueurs qui disparaissent complètement, la toux qui devient rare, les crachats où les bacilles diminuent (constatation de M. Sabourin, directeur du Sanatorium). Les signes physiques restent sensiblement les mêmes.

Mais ce qui est remarquable, c'est la suppression des accidents de dyspepsie.

Voici le régime de la malade au Vernet :

8 h. matin, café au lait; — 10 h., deux œufs à la coque; — midi, déjeuner copieux; — 4 h., lait; — 5 h., deux œufs, pain grillé et lait; — 7 h., dîner copieux : deux plats de viande, légumes, entremets.

En résumé, à Rouen, le traitement appliqué à la campagne a fait gagner 6 k., mais son application est pénible. L'appétit a des alternatives.

Au Vernet, le poids reste à peu près stationnaire, mais l'appétit renaît et persiste. Sous la surveillance de M. Sabourin, la malade prend l'habitude de respirer largement et de marcher; elle perd l'habitude de se couvrir de châles ; elle ouvre ses fenêtres et ne peut dormir quand elles sont fermées.

Mᵐᵉ X... rentre à Rouen le 15 mai 1892 et s'installe de nouveau à la campagne, mais « elle y fait maintenant sa cure comme au Vernet. » Le poids, resté stationnaire (68 k.) au Vernet, augmente.

Le 2 juin, il est de 71 k. 500.

Le 4 août : 76 kilogs.

Pendant l'hiver 92-93, elle reprend sa vie ordinaire à Rouen.

Pas d'incidents à noter. Le sommet droit scléreux reste mat. De temps en temps une expectoration jaunâtre dans les 24 heures, elle ne contient plus de bacilles ; c'est du moins le résultat de l'examen de M. Sabourin et du nôtre.

Ces trois observations ont trait à trois malades très différents et chez lesquels la tuberculose a une marche spéciale pour chacun d'eux, et cependant elles donnent lieu à des remarques absolument semblables.

Ce qui frappe tout d'abord, c'est l'efficacité rapide du traitement : en quelques jours des accidents menaçants sont conjurés dans l'obs. I et le malade, qui montrait déjà de l'orthopnée et de la cyanose, reprend un aspect presque normal le 3ᵉ jour.

Chez tous les trois l'appétit renaît immédiatement et le poids augmente au plus tard la 2ᵉ semaine.

L'appétit et l'augmentation de poids persistent, avec des oscillations dont nous verrons les causes, mais ils persistent pendant toute la cure ; l'état général s'améliore incontestablement, mais l'état local reste sensiblement stationnaire (en raison de la courte durée du traitement : une seule cure dans la montagne).

Ce traitement repose sur les cinq points suivants :

1° Vie au grand air jour et nuit, quelle que soit la température extérieure.

2° Repos absolu.

3° Alimentation aussi riche que possible.

4° Excitation des fonctions de la peau.

5° Discipline inflexible imposée à la vie du malade.

VIE AU GRAND AIR.

Dans la pratique, l'application du principe peut être difficile quelquefois, car le médecin va se heurter aux préjugés du malade et à ceux encore plus tenaces de son entourage ; il aura contre lui les vieilles idées sur le « chaud et froid » ; il lui faudra du courage pour s'élever par un acte énergique contre cette idée enracinée que ceux qui toussent doivent se couvrir de châles, s'enfermer chez eux, s'entourer de paravents, fermer hermétiquement les fenêtres et boucher les fissures avec des bourrelets. En France, toute jeune fille surveillée ne peut, même en bonne santé, passer d'une pièce à l'autre sans avoir un petit châle. Que sera-ce quand il s'agira d'un malade qui tousse ?

Il faudra donc au médecin une grande autorité sur son client ; elle sera même en défaut s'il n'a pas un allié dans la famille aux côtés du malade. J'ai envoyé au Vernet, et bien inutilement, une dame que son médecin n'avait jamais pu ausculter que par dessus une fourrure. Je réussis une fois à appliquer mon oreille sur son dos à travers plusieurs tricots de laine. Notre confrère Sabourin, du Vernet, ne put jamais l'ausculter que sous une rotonde de fourrure qui ne la quittait pas, même au lit.

Inutile de dire que cette dame n'accepta jamais le régime du Sanatorium.

Supposons un malade docile, entouré d'une famille décidée à tout faire pour lui être utile.

Il devra rester étendu tout le jour au grand air sur une chaise longue, les pieds chaussés de laine et le corps abrité contre le soleil.

Pendant la nuit une fenêtre de sa chambre restera entr'ouverte. On veillera seulement à ce que la douche d'air ne vienne pas directement sur lui, un paravent ou un rideau la brisera.

Nos trois malades ont accepté ce régime très facilement pour les n° 1 et 2, avec beaucoup d'hésitation pour le n° 3, mais tous trois dès le premier mois avaient un tel besoin d'air et une telle habitude d'en avoir qu'ils ne pouvaient plus voir la fenêtre fermée ; il leur semblait qu'ils étouffaient. L'expérience est facile à faire. En entrant chez ces malades-là, fermez la fenêtre comme par habitude, et dans quelques minutes ils vous demanderont de l'ouvrir.

Par une température nocturne de 26° au-dessous de zéro, le malade n° 2 laissait sa fenêtre entr'ouverte. Il essaya un soir de la fermer, mais dès le matin il appela le domestique pour la faire ouvrir de nouveau.

Inutile de dire que pendant le jour la chambre restait grande ouverte, elle avait été débarrassée des tapis, des rideaux, des paravents, des meubles inutiles. Les parquets, les lambris avaient été lavés au sublimé et les papiers brossés préalablement.

La vie au grand air, à l'altitude de Davos, semble exiger une certaine période d'accoutumance; pendant la ou les premières semaines nos deux malades (I et II) ont perdu de leur poids. Le même fait s'est produit au Vernet (obs. III).

L'altitude est-elle indispensable pour obtenir des résultats? Les avis sont partagés. Nos trois malades ont vu leur appétit renaître et aller croissant, ils ont augmenté de poids ici à Rouen, ou plutôt aux environs de Rouen, au grand air, dans la campagne.

L'un d'eux (n° II) venait à Rouen deux jours par quinzaine, et chaque fois il diminuait de poids, mais il est possible que la fatigue, quoique très légère, du déplacement ait suffi dans ce cas.

Enfin nous remarquons que l'exposition constante à l'air fait naître chez les malades l'habitude de faire de grandes inspirations, elle amène rapidement un hâle très remarquable du visage et des mains.

REPOS ABSOLU.

Là encore est un précepte difficile à faire comprendre au malade, et cependant l'inactivité la plus complète est indispensable à quelques malades, elle est utile à tous pour faire des progrès rapides. Pas de dépenses : telle doit être la formule.

Le malade ne doit pas marcher, il ne doit pas s'asseoir, il doit s'étendre. En dehors des heures de repas, il doit vivre étendu sur une chaise longue.

Un préjugé puéril dit que « le lit affaiblit! » mais le malade comprendra rapidement combien le repos lui est profitable, le moindre écart le lui prouvera de même.

La malade de l'obs. III fit, contre notre gré, un voyage à Paris de quelques jours ; à la suite de la fatigue il y eut une hémoptysie, une élévation de température, des vomissements et une perte de poids sensible.

Le jeune malade, obs. II, installé à Isneauville, avait vu son poids augmenter dès la première semaine du traitement. Du mois de juillet au mois d'octobre, il gagne environ 500 grammes par semaine, sauf les semaines où il descendait à Rouen; il n'augmentait alors que de 200 ou 250 grammes.

Chez le 3ᵉ malade la discipline se relâche vers le mois de septembre, il obtient la permission de faire quelques promenades en voiture dans la forêt et de dîner en ville dans sa famille; immédiatement il y a une diminution de poids de 500 grammes.

A Davos, la Noel est l'occasion de fêtes où on organise des soirées, des ventes, des bazars, autant de causes de fatigues pour les malades: non seulement l'augmentation de poids cesse chez nos deux malades, mais encore le premier perd 300 grammes.

Donc, il faut proscrire les fêtes, les réunions bruyantes, les veilles et toute cause d'agitation.

SURALIMENTATION.

On a l'habitude de dire que le pronostic de la tuberculose ou tout au moins sa marche variera suivant que le malade a un bon ou un mauvais estomac. Ceci cesse d'être tout à fait vrai pour les malades soumis systématiquement au grand air, car une des premières modifications est précisément le réveil ou l'augmentation de l'appétit.

Tel a été du moins le résultat chez nos trois malades.

Mᵐᵉ X... (obs. III) se plaignait particulièrement de troubles dyspeptiques, à tel point qu'eux seuls attiraient toute son attention, elle ne s'inquiétait que peu de ses accidents pulmonaires. Le 18 juillet, elle ne prenait qu'un litre de lait et deux œufs dans la journée. Le 4 août, on note que « l'appétit est meilleur qu'il n'a jamais été. »

Obs. II. — Le malade a perdu l'appétit graduellement depuis le commencement de mai; en juillet, dès la première semaine du séjour à la campagne, l'appétit renait et n'a diminué qu'en septembre, quand le mauvais temps a commencé et quand le séjour au grand air n'a pas pu être continué.

Chez le troisième malade, les accidents de tuberculose aiguë étaient tellement menaçants qu'on a dû lui instituer un régime alimentaire intensif sans consulter son appétit, et grâce à sa bonne volonté l'appétit est revenu en mangeant.

Sous l'influence de ce régime, succédant à une période de diète relative, il se fait une amélioration des plus remarquables et des plus rapides (3 jours).

Dans les Sanatoria, le régime alimentaire des trois malades a été sensiblement le même : 7 h. matin, lait ; — 8 h., petit déjeuner ; — 10 h. 1/2, lait ; — midi 1/2, déjeuner : 2 plats de viande, légumes, vin, café avec lait ; — 6 h. 1/2, dîner.

Ce qui est évident pour nos trois cas, c'est que la suralimentation n'a pas besoin d'être imposée, elle a été non pas acceptée par les malades, mais désirée par eux à mesure qu'ils s'habituaient à la vie au grand air. Après une période d'acclimatement, l'appétit s'est encore accru dans la montagne.

D'une manière générale, nous avons conseillé à nos malades de prendre pour base principale de leur alimentation le lait, les œufs, les féculents ; la viande en quantité modérée, et très peu de vin. Nous considérons que l'usage de ce dernier est plutôt nuisible qu'utile, il entrave la digestion, congestionne la face après les repas et augmente la somnolence.

L'usage modéré des viandes rouges est exigé par l'antisepsie intestinale. Enfin il est recommandé aux malades de stériliser la cavité buccale avant et après les repas.

EXCITATION DES FONCTIONS DE LA PEAU.

Les médecins des Sanatoria et tout particulièrement M. Sabourin (du Vernet) insistent, comme M. Nicaise et d'autres l'avaient déjà fait, sur l'utilité d'une action longtemps prolongée sur les fonctions de la peau. M. Sabourin recommande les frictions à l'alcool.

Nous avons fait faire à l'un de nos malades des lotions avec un mélange d'eau, d'alcool et d'eau de cologne. La lotion était suivie d'une friction au gant de crin. Un autre s'accommodait mieux des frictions sèches au gant de crin faites matin et soir. Sur ce point, il est possible de laisser plus de liberté au malade que sur les autres.

Discipline sévère imposée au malade.

A première vue, le traitement est tellement simple qu'il paraît pouvoir être appliqué par le premier venu en l'absence de tout médecin. C'est une erreur. Il repose, tout au contraire, sur une médication qui demande une surveillance de chaque moment du jour. Le malade doit être constamment dans la main du médecin, comme au Vernet par exemple.

A notre avis, il est bon que le malade sache ce qu'il a et qu'on lui ait montré la guérison possible comme une récompense de sa patience.

C'est dans ce mode de traitement que la victoire sera à ceux qui ont l'esprit de suite et la tenacité suffisantes. Mais comme le traitement est long et des plus fastidieux, il faut de toute nécessité qu'une discipline inflexible maintenue par le médecin vienne doubler le courage du malade et au besoin le remplacer.

La discipline vient-elle à se relâcher, immédiatement l'état du malade traduit la chose, le poids diminue. Chez nos trois malades, le fait a été évident à plusieurs reprises.

Ceci nous amène a parler des sanatoria, au point de vue disciplinaire en particulier.

Quels sont les avantages et les inconvénients des Sanatoria ?

Nous serons brefs sur ces points, qui demanderaient d'assez larges développements et la citation de documents précis qui nous manquent encore.

L'altitude est-elle absolument nécessaire pour obtenir de bons résultats dans le traitement de la tuberculose ? — Nous inclinons à ne pas le croire, parce que nos trois malades ont vu l'amélioration de leur santé commencer et se maintenir tout en restant aux environs de Rouen, à la campagne. Il y aurait là un point de la plus haute importance à étudier pour la création de Sanatoria d'indigents aux environs des grandes villes. Pour nous, le service inappréciable que rend le Sanatorium, c'est de discipliner le malade, de l'arracher à l'influence le plus souvent nuisible de sa famille et de ses amis.

Au Sanatorium, on fait sa cure comme on ferait une retraite dans un monastère. Sous la surveillance constante du médecin, on apprend peu à peu à être tenace dans la lutte contre la maladie. Par ce contact quotidien, les malades se suggestionnent les uns les autres et l'amélioration rapide des uns encourage les autres. On oublie vite les insuccès, l'homme est ainsi fait.

Le plus grand défaut que je puisse reprocher aux Sanatoria, c'est d'être étrangers pour la plupart, puisque la France n'en possède qu'un, celui du Vernet.

Pour des motifs qui sont peut-être discutables, mais dont le médecin français doit tenir compte, le Français ne se trouve pas bien à l'étranger, le milieu social est trop différent du sien. Allemands, Anglais et Russes peuvent vivre en gaieté à Davos que le Français s'y trouvera isolé d'abord, puis mal à l'aise jusqu'à ce que tout lui devienne insupportable, depuis la cuisine jusqu'aux commensaux : telle est du moins l'opinion de nos malades et des quelques Français qu'ils ont rencontrés à Davos.

CONCLUSIONS.

Dans nos trois observations :

1°) Le régime habituel et la discipline des sanatoria appliqués strictement à Rouen et dans les familles ont donné, chez tous trois, un résultat positif, mesuré exactement par l'augmentation de poids.

2°) L'amélioration obtenue très rapidement a persisté pendant la saison chaude ; elle s'est arrêtée quand les malades ont dû s'enfermer de nouveau aux approches de la saison froide ou pluvieuse ;

3°) De nouveaux progrès ont été faits sous l'influence du climat du Vernet ou de Davos ; sans tenir compte des oscillations, on trouve comme résultat final, après une seule cure : retour de l'appétit et des forces, augmentation de poids, mais modification beaucoup moins marquée du côté des symptômes catarrhaux, surtout dans les observations I et II.

4°) Les résultats sont très encourageants, mais la médication ne doit pas faire faiblir devant eux. Plusieurs séjours dans la montagne seront indispensables pour ne pas perdre le bénéfice de la première cure. Le retour définitif dans la plaine ne devrait se faire qu'après guérison complète.

Rouen. — Imp. Emile Desnays et Cie, rue des Carmes, 58.